THÉORIE DE LA SYPHILISATION

OU

VACCINATION SYPHILITIQUE.

THÉORIE

DE LA SYPHILISATION,

PAR **F. Pagès**,

élève de M. **AUZIAS-TURENNE**.

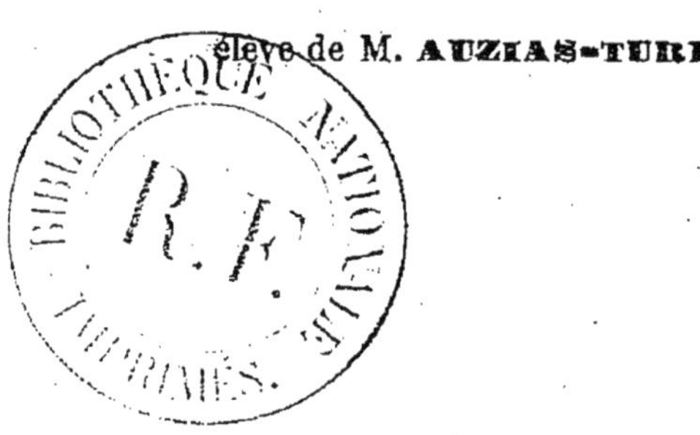

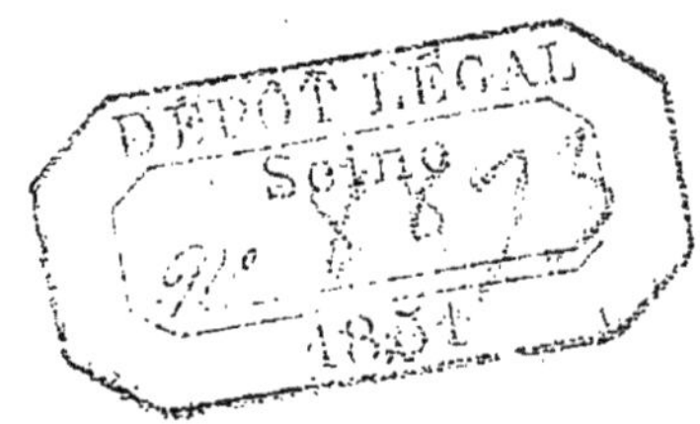

PARIS

IMPRIMERIE DE MOQUET,

RUE DE LA HARPE, 90.

1852

AVANT-PROPOS.

M. le docteur Spérino, chirurgien du syphili-
come de Turin, avait déjà constaté sur le corps
de l'homme la réalité des lois de la syphilisation,
découverte par M. le docteur Auzias Turenne,
lorsque M. Laval, élève en médecine, très avancé
dans ses études, s'empara du fait nouveau pour
l'étudier et le méditer profondément.

Après avoir commenté le mémoire de M. Auzias,
dans lequel se trouve consignée cette immense découverte, et obtenu de M. Auzias lui-même quelques
conférences au sujet de la syphilisation, M. Laval,
mon ami, fut convaincu ; aussi pria-t-il M. Auzias de vouloir bien le syphiliser (1).

J'ai suivi avec soin toutes les opérations qui
ont été faites sur mon ami. J'ai vu tous ses chancres naître, se développer et mourir jusqu'à ce

(1) Les personnes qui désireraient s'éclairer sur cette grande
découverte, peuvent suivre les éloquentes démonstrations de M.
Auzias-Turenne, qui ont lieu publiquement, tous les dimanches,
à midi, dans l'amphithéâtre, n° 3, de l'école pratique de la fa-
culté de Médecine, en face la rue Hautefeuille.

F. P.

qu'il n'a plus été possible de lui en inoculer. (M. Ricord lui fit sept inoculations publiquement à sa clinique de l'hôpital du Midi, et aucune ne prit). J'ai remarqué, en outre, la loi de décroissance dans la surface et l'intensité des chancres qui s'éloignaient de plus en plus du premier. La première inoculation, en effet, donna un chancre du diamètre d'une pièce de cinquante centimes ; la seconde en donna un plus petit ; la troisième un plus petit encore que celui de la seconde ; ainsi de suite jusqu'aux dernières qui ne produisirent que de tout petits chancres comme des têtes d'épingles et dont la cicatrisation se faisait dans quelques jours. Le pus chancreux séchait dans la piqûre d'inoculation sans pouvoir produire le moindre effet.

Voilà une observation qui seule pourrait donner quelque foi en la syphilisation; cependant j'en ai d'autres. J'ai vu des chancres primitifs indurés , perdre leur induration, et guérir sous l'influence syphilisatrice de deux chancres d'inoculation ; j'ai vu des accidents constitutionnels s'arrêter rapidement et marcher vers une prompte cicatrisation, sous une influence semblable.

Je fus alors convaincu, et je résolus d'apporter à la syphilisation une santé robuste, vierge de toute invasion syphilitique, pour servir, comme M. Laval, de démonstration de la syphilisation. J'ai trente ans. M. le docteur Auzias Turenne publiera au long mon observation quand j'aurai acquis l'immunité absolue. Cependant, quoique rassuré par des faits, je n'étais pas content; j'aurais voulu connaître les lois des phénomènes qui se développent dans la série des chancres d'inoculation. Mon esprit a été dans la torture pendant environ un mois après lequel j'ai eu la conception d'une théorie, qui a été pour moi l'objet d'une satisfaction bien grande ; c'est pourquoi je m'empresse de la publier dans le but de dissiper les craintes de ceux qui n'oseraient pas se faire syphiliser en ayant besoin, et dans le but aussi d'éclairer bien des gens de la science qui ne comprennent pas cette belle et féconde syphilisation.

Si ma théorie n'est pas vraie, elle est du moins vraisemblabe ; car elle résout tous les cas que peut produire la syphilis.

Nota. Mon *fluide* représente l'aptitude que nous avons de pouvoir subir l'action du virus syphilitique, aptitude qui a été appelée par les syphilographes *élément fermentescible* qui se met en jeu par le virus syphilitique.

F. PAGÈS, 14 décembre 1851.

SYPHILISATION

OU VACCINATION SYPHILITIQUE COMPARÉE A LA
VACCINATION VARIOLIQUE.

Une seule inoculation ou plusieurs en même
temps, de virus variolique, nous préserve de la
de la petite vérole.

L'inoculation d'un seul chancre ou de plusieurs
en même temps, nous infecte de peu à beaucoup, et nous donne bien souvent la vérole
constitutionnelle.

Voilà des faits authentiquement reconnus; il
s'agit d'en découvrir la loi, ou, du moins, d'en
donner une explication satisfaisante.

Avant d'entrer dans des détails théoriques, je
ferai remarquer que nous venons au monde avec
la *propriété* de pouvoir nous infecter variolique-
ment et syphilitiquement; cette propriété, pour
donner le plus de clarté possible aux démonstrations qui vont suivre, je la symbolise en l'ap-

pelant *fluide variolique* pour la variole et *fluide vérolique* ou *syphilitique* pour la syphilis.

Nous avons donc en naissant du fluide variolique et du fluide syphilitique. Ces deux parasites de tout être organisé (au moins de celui dont les fonctions sont les mêmes que les nôtres), ces deux parasites, dis-je, constituent particulièrement la substance alimentaire des deux virus, variolique et syphilitique; ils vivent et grandissent avec nous; et c'est précisément par eux que la variole et la syphilis ont accès dans nos organes. Cependant malgré l'union intime des deux fluides pour notre organisation, il est heureux qu'ils n'en soient que des attributs contingents ; car la vaccination variolique nous soustrait à la variole, et la syphilisation à la syphilis.

J'ajouterai que nos organes ont moins d'affinité pour le *fluide variolique* que pour le *fluide syphilitique* ; ou bien que le virus variolique est beaucoup plus énergique que le virus syphilitique, en supposant alors que l'affinité de nos organes soit la même pour les deux fluides.

Ceci posé : Les deux propositions précédentes me conduisant aux mêmes résultats, je m'appuierai sur la première pour démontrer les théorèmes suivants :

1er THÉORÈME. — VACCINATION VARIOLIQUE.

Une seule inoculation ou plusieurs en même

temps de virus variolique, nous préservent de la petite vérole.

L'expérience et le temps nous ont forcé d'accepter ce fait comme vrai ; aussi deux mots vont suffire à la démonstration.

Le virus variolique introduit dans nous, s'approprie le fluide de même nom, se combine avec lui, et c'est immédiatement après la combinaison que nous sommes vaccinés.

La combinaison totale du fluide variolique avec le virus variolique a lieu, parce que ce dernier a plus d'affinité pour ce fluide que notre organisation.

Il ne serait pas sage de penser que la vaccination nous sature de virus ; car le mot de saturation emporte avec lui l'idée de mélange, d'instabilité, et je ne pense pas qu'à ce titre nous pussions être garantis de la petite vérole pendant dix années environ. Il faut nécessairement qu'il y ait combinaison, c'est-à-dire, neutralisation, anéantissement de toutes les qualités caractéristiques des deux éléments qui se sont combinés entr'eux.

Il résulte de ce fait :

1° Que notre organisation admet dans sa constitution le virus variolique.

2° Que ce virus dans l'acte de la combinaison se dépouille de toutes les qualités qu'il avait à l'état simple.

3° Que nous devons à la présence déguisée de

ce même virus , dans nos organes, d'être ulté-
rieurement réfractaires.

4° Qu'il nous est impossible de courir des dan-
gers futurs, devant résulter de la mystérieuse
combinaison du virus avec le fluide variolique.

SYPHILISATION.

Quant au virus syphilitique, il semble plus chroni-
que dans son action que le virus variolique, parce
que notre organisation offre plus de résistance à son
travail. Je caractérise ces phénomènes en disant,
que notre corps est bon conducteur du virus variolique et mauvais conducteur du virus syphilitique.

La faiblesse de conductibilité que nous avons
pour ce dernier virus, dépend évidemment de
l'affinité de nos organes pour le fluide vérolique.
Ce principe joint au fait de la *décroissance viru-
lente* dans le virus du pus fourni par un chancre
(à mesure que celui-ci vieillit), me donneront le
moyen de démontrer rigoureusement la marche de
la syphilisation ; en outre, l'infection causée par
l'inoculation d'un chancre ou de plusieurs en
même temps, sera pour nous un fait nécessaire,
quand nous serons convaincus qu'une vaccination
chancreuse, simple ou simultanément multiple,
ne peut donner que des résultats partiels ou né-
gatifs de syphilisation.

Je supposerai dans la démonstration du théorème suivant, que le pus employé dans la syphilisation possède à chaque inoculation le maximum de virulence.

2e THÉORÈME.

Moins on peut fournir de fluide syphilitique plus tôt on est syphilisé.

En effet, l'inoculation du virus syphilitique nous donne un chancre, dont l'influence se fait sentir généralement dans nos organes trois ou quatre jours après sa formation. On ressent des douleurs très faibles et légérement électriques, persistant de quatre à cinq jours, après lesquels on ne se doute pas que l'on soit porteur d'un chancre. Ces quatre ou cinq jours de souffrance presque insensible, sont pour moi les moments de combinaison du virus syphilitique avec la plus grande quantité possible de fluide syphilitique, et cette combinaison a lieu tant que la force du virus syphilitique fourni par le chancre est assez grande pour enlever du fluide syphilitique à notre organisation ; d'où neutralisation, disparition de tout le fluide qui s'est combiné; mais quand l'intensité du virus syphilitique fourni par le chancre est descendue au-dessous de la limite de combinaison, il n'y a plus alors neutralisation de fait; il y a seulement intention, tendance de neutralisation (cet état formé la période de tension). Cette tendance ne doit pas être absolue, elle est nécessairement relative : le chacnre *volant*, le chancre *phagédénique* et le chancre *induré* sont des indices pour mesurer la force de cette tendance neutralisatrice (voy. page 15, 3ᵉ corollaire). Nous voyons par là que les accidents ultérieurs du chancre sont une conséquence de l'impossibilité de combinaison du virus avec le fluide; d'où je conclus que l'intensité des accidents est en raison inverse de la difficulté de combinaison ou en raison directe de la tension.

L'inoculation d'un second chancre vient augmenter la force du virus du premier devenue trop faible ; alors une nouvelle combinaison a lieu, et la lutte cesse un instant pour recommencer après la cessation de neutralisation ; seulement elle est plus faible à cause de la diminution du fluide qui est déjà combiné. Une troisième combinaison donnerait lieu à une lutte encore plus faible que la précédente, etc.

D'où nous voyons que des inoculations successives sur le même individu, doivent avoir pour résultat l'anéantissement de son fluide syphilitique ou du moins un état qui en approche infiniment.

Donc moins on a de fluide, plus tôt on est syphilisé.

Nota. Les manifestations secondaires et tertiaires ont lieu dans la période de tension. Il est malheureux que cette tension existe; car sans elle un seul chancre nous syphiliserait.

1ᵉʳ *corollaire.* Il n'y a pas de solution de continuité dans la tendance neutralisatrice ; elle peut croître de zéro jusqu'à la vérole constitutionnelle, dont le chancre induré est l'indice. Si elle dépasse cette limite, son effet devient latent, à cause de la combinaison qui a lieu; elle est alors syphilisatrice.

LOIS GÉNÉRALES DU CHANCRE.

1re loi : l'intensité du virus syphilitique fourni par le pus d'un chancre va en s'affaiblissant à mesure que celui-ci vieillit.

2e loi : le fils d'un chancre fort devient comme son père, toutes choses étant égales.

3e loi : l'étendue et l'importance des accidents constitutionnels sont en raison directe de la tendance neutralisatrice.

Second corollaire. Il y a deux genres de chancres : le genre *syphilisateur* et le genre qui ne peut pas *syphiliser.*

Le genre syphilisateur est représenté par le *chancre* dont la virulence est capable de combinaison. Ce chancre ne s'indure pas tant qu'il est assez fort pour neutraliser.

L'induration chez lui est une marque de faiblesse. Nous avons alors la vérole constitutionnelle.

Le deuxième genre se forme de trois espèces : du chancre *volant,* du chancre *phagédénique* et du chancre *induré* (il y a des degrés d'intensité différente dans chaque espèce, ce qui vient à l'appui de la non-solution de co ntinuité). Nous voyons par là que le premier genr rentre dans le second; mais ce n'est qu'après avoir fait faire un pas à la syphilisation.

Le second genre ne pouvant point neutraliser la plus petite quantité de fluide syphilitique est seulement infectant.

D'après la deuxième loi, il est facile de voir qu'un chancre peut infecter de peu à beaucoup ou atteindre justement le degré de l'induration sans avoir eu assez de force pour dépasser cette limite. Celui-là nous aura donné les souffrances des accidents secondaires et tertiaires sans nous avoir syphilisé le moins possible.

Si un chancre d'abord syphilisateur pouvait rester tel pendant le temps nécessaire à la neu-tralisation complète du fluide syphilitique, il nous aurait syphilisé. Alors il marcherait à la cicatrisa-tion comme une ulcération ordinaire, sans pouvoir s'indurer ni devenir phagédénique ; vu que, la cause de l'induration et de certain phagédénisme n'existerait plus en nous. La tension serait, en effet, nulle, et par conséquent nos organes ne sauraient être lésés.

3e *Corollaire* : En prenant pour unité l'infection constitutionnelle donnée par un chancre dont la vi-rulence n'aura pu atteindre que le degré de l'in-duration, il est facile de voir qu'il doit exister plusieurs véroles constitutionnelles d'intensité dif-érente, chacune plus faible que l'état constitutionnel qui l'a précédée, et à *fortiori* plus faible que celle dont l'intensité est représentée par un. Ce qui nous prouve que tout chancre syphilisateur laisse après lui un certain état de vérole constitutionnelle, relatif au degré de syphilisation où l'on est parvenu (3e loi).

Le dernier chancre syphilisateur finit par nous conduire à l'immunité en ne laissant après lui aucune tension. Nous jouissons alors d'une santé parfaite, et sommes dans l'impossibilité de contracter aucune espèce de maladie syphilique. En un mot nous sommes vaccinés contre la vérole et la chaude-pisse. Non seulement la syphilisation prévient ces maladies, mais encore elle guérit promptement et sans douleur ceux qui en sont atteints.

FIN.

9 782016 139578